Sonnet.
Traité du Choléra.
1ère Ed.
M. 1851.

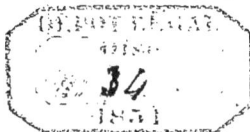

TRAITÉ

DU

CHOLÉRA

Contenant l'explication de ce fléau si mystérieux, et les
moyens de s'en préserver et de s'en guérir,

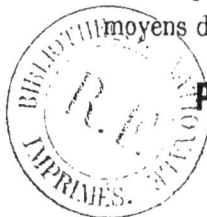

PAR MICHEL SONNET.

Curé doyen du canton de Mouy.

PREMIÈRE ÉDITION.

PRIX: 25 CENTIMES.

MOUY (Oise).

Librairie de E. LANTEZ, Editeur.

Cet ouvrage est déposé.

1851.

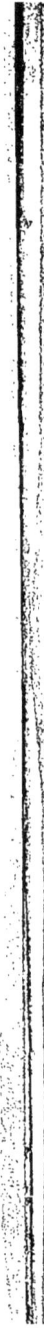

LE CHOLÉRA.

Qu'est-ce que le Choléra? Quel est le moyen de se préserver du Choléra?

Deux questions importantes, qui, jusqu'ici restaient ensevelies, pour beaucoup de monde, sous les voiles du mystère; mais que je vais dévoiler pour le bien de l'humanité.

PREMIÈRE QUESTION.

Qu'est-ce que le Choléra?

Ce fléau si mystérieux est quelque chose de bien simple; je dirais presque, de bien innocent. Et c'est par ce qu'il est si simple, qu'il n'a pas été reconnu. Pour le découvrir, il n'était pas nécessaire d'aller sonder les profondeurs des sciences relatives, qui restaient muettes; il suffisait d'ouvrir les yeux et de regarder attentivement pour l'apercevoir.

Qu'est-ce donc que le Choléra?

« Le Choléra est un venin atmosphérique, qui s'attaque principalement au canal intestinal, sans le léser, et qui en ramolit et en relâche les tissus de telle sorte que les liquides du corps s'y précipitent par les vaisseaux excrétoires qui y abondent. »

EXPLICATION.

Je dis d'abord que c'est un *venin atmosphérique*. Car ce ne peut être qu'un venin aérien, puisqu'il voyage dans l'atmosphère, et que l'on en connaît à peu près l'itinéraire.

Je dis ensuite que le Choléra est un venin *qui s'attaque prin-*

cipalement au canal intestinal et qui en ramolit et en relâche les tissus et les vaisseaux excrétoires. Et ce relâchement des tissus du canal intestinal et des vaisseaux excrétoires, qui l'inondent des fluides lymphatiques, est même, à proprement parler, le seul effet produit *directement* par le Choléra : les dégâts affreux, qui en sont la suite, ne sont, comme on va le voir, que les effets *indirects* de ce fléau si redouté.

Je dis encore que le Choléra relâche les tissus et les vaisseaux excrétoires du canal intestinal *sans le léser*. Car les nombreuses autopsies faites sur les Cholériques ne nous ont guère découvert de traces de lésion, ni dans le canal intestinal, ni ailleurs. De là ces mystérieuses ténèbres dont le fléau semblait s'envelopper et qui inspiraient tant de frayeurs ; de là ces tâtonnements de la science en défaut ; de là enfin tant de moyens si opposés les uns aux autres, employés pour guérir le mal, et qui n'ont pas mieux réussi les uns que les autres.

Je dis enfin que le Choléra relâche les tissus du canal intestinal *de telle sorte que les liquides du corps s'y précipitent par les vaisseaux excrétoires qui y abondent.* Ceci explique tout naturellement les phénomènes et les affreux ravages que l'on n'a pas tort d'attribuer au Choléra ; mais qui ne sont, à vrai dire, que les effets naturels et immédiats d'un relâchement considérable et extraordinaire des vaisseaux excrétoires du canal intestinal. Et voici comment : Les fluides lymphatiques, qui, dans la circulation, servent de véhicule à la partie solide du sang, et qui sont naturellement comprimés au dehors par la tension de la peau et la pression de l'air, trouvant, par l'effet du relâchement extraordinaire des vaisseaux excrétoires, sur toute l'étendue du canal intestinal et sur des milliers d'endroits à la fois, un passage inaccoutumé et facile, s'y précipitent avec fureur et laissent à sec dans les veines capillaires et autres la partie solide du sang veineux, qui est d'une teinte noirâtre. De là cette teinte foncée et noirâtre que l'on remarque d'abord aux cinq extrémités du corps, qui sont naturellement les premières abandonnées par les fluides lymphatiques ; de là ce vide qui se fait partout, ces yeux caves et renfoncés, ces chairs affaissées et applaties, cette peau ridée et qui, pincée, ne se rétend plus, cette absence totale d'urine dans la vessie, ces crampes, etc; etc; de là au contraire, cette surabondance si extraordinaire de liquides dans le canal intestinal, ces évacuations lymphatiques si multipliées par le haut et par le bas; de là enfin la suspension de la circulation du sang, et par-conséquent, la cessation de la vie, la mort. Voilà le Choléra dans ses causes et dans ses effets. En voici maintenant le remède.

DEUXIÈME QUESTION.

Quel est le moyen de se préserver du Choléra.

Si le Choléra produisait dans le canal intestinal des inflammations violentes, s'il y causait de profondes lésions, certes, ce serait une maladie dont la guérison présenterait des difficultés et de-manderait du temps; mais l'expérience prouve le contraire: non, le Choléra ne cause aucune lésion dans le canal intestinal sur lequel seul il agit directement. Aussi, ai-je le bonheur de pouvoir dire tout haut et sans aucune crainte de me tromper, que je ne con-nais pas une maladie qui puisse se guérir ni plus facilement, ni plus promptement, pourvu que l'on emploie à temps les *moyens convenables*.

Or il y a deux moyens très simples et qui peuvent être à la portée de tout le monde, en temps de Choléra et en tout autre temps, et qui, employés concurremment, guérissent assurément et radi-calement, avec une extrême facilité et en peu d'heures, cette maladie qui inspire tant de frayeur: Ces moyens sont la Purgation et la Nutrition.

EXPLICATION.

Le premier effet, l'unique effet *direct* du Choléra, c'est, comme je l'ai déjà dit, le relâchement des tissus du canal intestinal et de ses vaisseaux excrétoires; le second effet, l'effet *secondaire et in-direct*, dont ce relâchement est la cause immédiate, la seule vraie cause, c'est l'irruption furibonde, avec ses terribles suites, du fluide lymphatique dans le canal intestinal.

Au premier effet on oppose la Purgation, qui, en débusquant le venin atmosphérique et l'expulsant du canal intestinal, fait disparaître la cause du relâchement de ses vaisseaux excrétoires, et par conséquent, arrête tout court l'irruption du fluide lymphatique avec toutes ses suites.

Au second effet, qui est une sorte de congestion formée par le fluide lymphatique, qui, des extrémités du corps s'amasse dans le canal intestinal, on oppose la Nutrition, laquelle confiant ses sucs nourriciers ainsi qu'une lymphe nouvelle à l'action des vaisseaux absorbants du canal intestinal, qui les portent de là à toutes les parties du corps, produit un effet diamétralement opposé, répare la perte lymphatique, ranime la circulation du sang, rétablit tous les organes dans leurs fonctions naturelles et fait disparaître ainsi jusqu'aux derniers vestiges de la maladie.

A ces principes de théorie si simples et si clairs, il me reste d'ajouter les moyens pratiques. Quelle est donc la purgation qu'il faut employer, quelle est la nourriture dont il faut faire usage pour obtenir les heureux résultats que je viens d'exposer? C'est ce que je vais dire.

PREMIER MOYEN, LA PURGATION.

Traité sans la purgation, le Choléra, partout et toujours a fait de grands ravages et de nombreuses victimes; pourquoi? parce que, quels que soient les moyens employés, s'ils ne sont point purgatifs, ils laissent le venin dans le canal intestinal, où il continue de produire ses effets désastreux: traité, au contraire, par une purgation convenable, le Choléra est désarmé et ne cause aucun dommage; pourquoi? parce que une purgation qui est de nature à expulser du canal intestinal tout ce qui n'est point naturel, tout ce qui est vicié, en chasse le venin atmosphérique et fait disparaître ainsi tous les effets avec leur cause. Voilà deux vérités confirmées par l'expérience. Donc la purgation est nécessaire pour guérir le Choléra. Mais encore une fois qu'elle doit être cette purgation?

Il est certain, d'une part, que pour déloger et expulser promptement et sûrement le venin atmosphérique du canal intestinal, il faut une purgation active et énergique; d'autre part, qu'il faut que cette purgation soit en même temps douce et inoffensive à l'égard des intestins, afin que les organes de la digestion (1) conservent intacte leur aptitude à l'exercice de leurs fonctions naturelles. Ainsi, ce qu'il faut pour guérir promptement et sûrement le Choléra, c'est une purgation, qui, à une énergique activité réunisse une douceur inoffensive. Nous avons là-dessus, plusieurs médecins de mes amis et moi, les leçons de la grande maîtresse, l'expérience. Nous n'avons jamais employé, dans le traitement des Cholériques, d'autres remèdes que des purgations de ce genre, et toujours elles nous ont réussi. Mais je dois le dire : parmi ces différentes purgations, j'en ai remarqué une qui produit des résultats plus prompts et plus parfaits; je l'indiquerai donc, mais sans être exclusif: ce sont les pilules de Morison, qui se préparent à Paris, rue Louis-le-Grand, 31. Il y a deux numéros dans ces pilules : le numéro 1 et le numéro 2.

Je donne comme certain que toute personne qui, se trouvant attaquée du Choléra, prendra *à l'instant même*, une dose de numéro 2 de ces pilules proportionnée à son âge et à la gravité de sa maladie, (2) verra *en moins d'une heure*, disparaître tous les symptômes du Choléra. Cette dose sera suivie de nombreuses et copieuses selles, après lesquelles le fléau sera radicalement expulsé. En s'y prenant ainsi, il n'y a ni friction, ni autre chose à faire pour le traitement; il est rare que le malade soit obligé de se coucher. Au bout de quatre ou cinq heures sa santé est rétablie; en sorte que l'ouvrier peut reprendre son travail, et le voyageur *pressé*, continuer sa route. Ceci paraîtra peut-être bien extraordinaire; mais l'expérience est là.

Le premier soir où les évacuations seront terminées à l'heure

(1) L'estomac, le duodénum, le jéjunum et l'iléum.

(2) La dose pour les enfans au-dessous de 3 ans est de 4 à 6 pilules numéro 2, selon la gravité de la maladie; de 3 à 6 ans, de 6 à 8 pilules; de 6 à 9 ans, de 8 à 10 pilules; de 9 à 12 ans, de 10 à 12 pilules; de 12 à 15 ans, de 12 à 14 pilules; de 15 à 18 ans, de 14 à 16 pilules; de 18 ans et au-dessus, de 16 à 20 pilules.

du coucher, le malade guéri devra prendre, en se couchant, une dose de pilules numéro 1, proportionnée à son âge, (1) qui ne le dérangera pas dans son sommeil; et le lendemain de grand matin, une dose égale de pilules numéro 2. Il fera la même chose le jour suivant, au soir et au matin, et le traitement sera fini. Mais alors sa santé sera meilleure qu'avant d'avoir été attaqué du Choléra.

DEUXIÈME MOYEN, LA NUTRITION.

Rien de plus simple. Toutes les fois que l'on donne à un Cholérique une dose de pilules numéro 2, on fait *en même temps* un pot-au-feu au bœuf, et trois heures après la prise de la dose, on lui fait prendre un bon bol de bouillon d'honneur. Une heure, ou une heure et demie après le bouillon, aussitôt que l'appétit se fait sentir, on lui fait faire un repas ordinaire, et les autres repas, selon son habitude. Si le bœuf manquait pour faire le bouillon, comme il peut arriver dans certaines localités, on pourrait remplacer le bouillon gras par une panade très claire, étendue avec du bon lait dans le quel on délaie un, ou deux jaunes d'œufs frais.

J'ai dit plus haut que toute personne qui, se trouvant attaquée du Choléra, prendra, *à l'instant même*, une dose du numéro 2, des pilules Morison proportionnée à son âge et à la gravité de la maladie, verra *en moins d'une heure* disparaître tous les symptômes du Choléra; j'ai donc dit: *A L'INSTANT MÊME*, c'est-a-dire, dans le premier quart d'heure, ou environ. Car si le malade, faute d'avoir eu soin de se munir à l'avance de pilules Morison, (précaution que chacun doit avoir, surtout en temps de Choléra,) est déja dangereusement attaqué, surtout si les vomissements sont arrivés avant de prendre la dose, quoique la guérison puisse encore être certaine et devenir aussi complète, il est indubitable

(1) La dose de numéro 1 et de numéro 2 pour ces deux jours de purgation est, pour les enfans au-dessous de 3 ans, 3 ou 4 pilules; de 3 à 6 ans, 5 pilules; de 6 à 9 ans, 6 pilules; de 9 à 12 ans, 7 pilules; de 12 à 15 ans, 8 Pilules; de 15 à 18 ans, 9 pilules; de 18 ans et au-dessus, 10 pilules.

néanmoins qu'elle ne sera pas aussi prompte. Il faut alors commencer par faire prendre au malade la dose de pilules proportionnée à son âge et à la gravité du mal. Il est probable que quelques minutes après il les vomira, en tout ou en partie. Il ne faut pas s'en inquiéter; mais, immédiatement après le vomissement, on fait reprendre au malade autant de nouvelles pilules numéro 2 qu'il en a vomi : s'il les revomit encore au bout d'un quart d'heure ou d'une demie heure, on recommence immédiatement, jusqu'à ce qu'il les garde, et la dose conservée le sauvera. (1) Ensuite, on lui fait prendre, tous les soirs, une dose de pilules numéro 1, et tous les matins, une dose de pilules numéro 2, comme il a été dit plus haut, jusqu'à ce que sa santé soit complètement rétablie : ce qui ne tarde pas.

Il faut observer que, dans le cas dont il s'agit, il ne faut nourrir le malade, *le premier jour*, qu'avec des bouillons gras pris de de trois heures en trois heures, à moins que l'appetit ne se fasse bien sentir.

CONCLUSION.

Pour se préserver du Choléra et n'avoir rien à redouter d'un fléau si redouté, le moyen et donc simple et facile : il suffit premièrement de se procurer à l'avance, *en temps de Choléra*, deux petites boites de pilules Morison, numéro 1 et numéro 2, qui coûtent tout au plus 2 francs pièce; deuxièmement d'avoir toujours avec soi et à sa disposition la dose convenable de numéro 2, et l'on est tranquille.

(1) Il est rare qu'un Cholérique vomisse plus de trois fois les pilules, l'estomac se trouvant presque immédiatement débarrassé par leur contact.

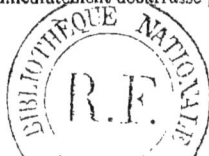

Imprimé par E. Lantez, à Mouy-de-l'Oise.

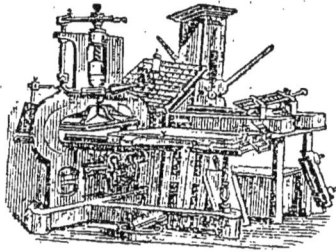

38-43